YOGA SUR CHAISE POUR SENIOR DE PLUS DE 60 ANS

Exercice assis à faible impact Défi de 28 jours en 10 minutes par jour pour améliorer l'équilibre, la santé cardiaque et perdre du poids pendant vos années d'or.

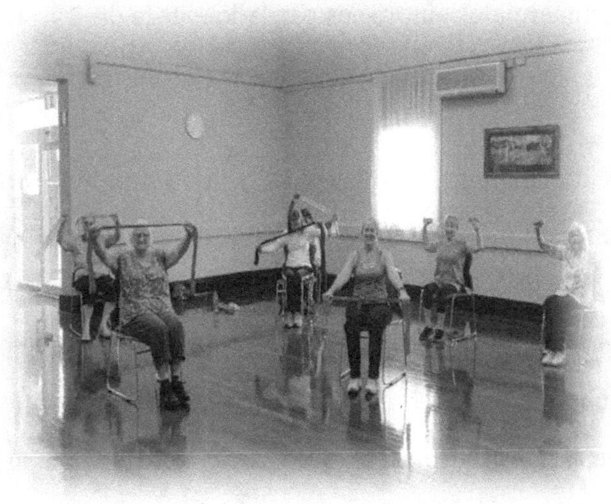

RAYMOND VOLKER

TABLE DES MATIÈRES

TABLE DES MATIÈRES 3

INTRODUCTION 5

Avantages pour les seniors : Comprendre votre corps à 60 ans et plus 7

Comprendre son corps à 60 ans et plus 9

CHAPITRE 1 : DEBUTER AVEC LE YOGA SUR CHAISE . 11

Aménager votre espace pour le yoga sur chaise 11

La sécurité avant tout : considérations avant le yoga pour les personnes âgées 14

CHAPITRE 2 : RESPIRATION ET MEDITATION 17

L'art de respirer 17

Cultiver la pleine conscience grâce au yoga sur chaise 19

CHAPITRE 3 : ROUTINES D'ECHAUFFEMENT DOUCES 23

Mouvements du cou et des épaules 23

Exercices pour la mobilité du cou et des épaules 23

Exercices pour la force des bras et des poignets 25

Exercices de renforcement des chevilles et des jambes 26

CHAPITRE 4 : POSES DE YOGA SUR CHAISE DE BASE . 29

Poses du haut du corps pour la force et la flexibilité 29

Poses du bas du corps pour l'équilibre et la stabilité 30

Séquences du corps entier pour la coordination 31

CHAPITRE 5 : PRATIQUES THERAPEUTIQUES DU YOGA
SUR CHAISE 35

Yoga pour la santé des articulations 35

Le rôle du yoga dans la santé des articulations 36

Yoga sur chaise pour un meilleur sommeil 42

CHAPITRE 6 : TECHNIQUES AVANCEES DE YOGA SUR
CHAISE 47

Relaxation musculaire progressive : une voie vers la sérénité
et le bien-être 47

Intégrer des accessoires pour une pratique améliorée du yoga
sur chaise 54

CHAPITRE 7 : ADOPTER UN STYLE DE VIE YOGA 59

Nutrition et hydratation pour les yogis 59

CONCLUSION 67

INTRODUCTION

Jennifer, comme beaucoup, aborde ses années d'or avec un mélange d'anticipation et d'appréhension. Le désir de maintenir la santé et la vitalité était fort, mais le chemin n'était pas toujours clair. Jusqu'à ce qu'elle découvre un livre qui la guiderait en douceur dans une transformation à la fois subtile et profonde.

« Yoga sur chaise pour les seniors de plus de 60 ans est apparu dans la vie de Jennifer comme une lueur d'espoir, une promesse de rajeunissement nichée dans ses pages. En tournant chaque page, elle trouva bien plus que de simples instructions ; elle trouva une nouvelle **façon de vivre**.

À chaque posture et à chaque respiration, Jennifer ressentait un changement. La raideur qui l'accueillait chaque matin commença à s'atténuer. Les douleurs qui murmuraient des histoires d'années passées commencèrent à s'apaiser. Ce livre, avec ses illustrations claires et ses conseils compatissants, est devenu son compagnon quotidien, son mentor dans l'art du mouvement doux.

Le parcours de Jennifer avec Chair Yoga for Seniors over 60 témoigne du pouvoir de l'adaptabilité et de la résilience de l'esprit humain. Son histoire n'est qu'une parmi tant d'autres, mais elle est unique en son genre. Elle a trouvé la force dans le calme, l'énergie dans la relaxation et une communauté de chercheurs cherchent tous le même objectif :**une vie vécue avec grâce et facilité**.

Ce livre est une invitation pour vous, cher lecteur. Que vous cherchiez à retrouver votre santé, à trouver un nouveau passe-temps ou simplement à vivre vos journées avec moins d'inconfort, vous trouverez réconfort et force dans ces pages. Laissez l'histoire de Jennifer vous inspirer, laissez les connaissances contenues ici vous responsabiliser et laissez votre voyage vers le bien-être commencer dès aujourd'hui.

Bienvenue dans un monde où l'âge n'est qu'un nombre et où la vitalité est un choix. Bienvenue à « Yoga sur chaise pour les seniors de plus de 60 ans ».

Avantages pour les seniors : Comprendre votre corps à 60 ans et plus

En vieillissant, notre corps subit divers changements qui peuvent affecter notre bien-être physique et mental. Pour les personnes âgées de plus de 60 ans, il est crucial d'accepter ces changements et de trouver des moyens de maintenir leur santé et leur vitalité. Le yoga sur chaise offre un moyen doux mais efficace de répondre aux besoins d'un corps vieillissant. Voici quelques avantages détaillés :

1. Flexibilité et mobilité améliorées À 60 ans et plus, les articulations ne sont peut-être plus aussi flexibles qu'elles l'étaient autrefois. Le yoga sur chaise aide à maintenir et même à améliorer l'amplitude des mouvements, ce qui est essentiel pour les activités quotidiennes comme atteindre, se pencher ou se tordre.

2. Force et équilibre améliorés La masse musculaire a tendance à diminuer avec l'âge, ce qui entraîne une perte de force et d'équilibre. Les poses de yoga sur chaise sont conçues pour développer la force musculaire en douceur, réduisant ainsi le risque de chutes et de blessures.

3. Meilleure santé des articulations Un mouvement régulier est essentiel pour garder les articulations en bonne santé. Le yoga sur chaise stimule la production de liquide synovial, qui lubrifie les articulations et facilite les mouvements, aidant ainsi à soulager la raideur et la douleur associées à des maladies comme l'arthrite.

4. Réduction du stress et clarté mentale Le yoga sur chaise intègre des techniques de respiration et de méditation qui peuvent aider à réduire le stress et l'anxiété. L'accent mis sur les mouvements conscients favorise également la clarté mentale et peut améliorer la fonction cognitive.

5. Augmentation de la circulation Les exercices assis du yoga sur chaise améliorent la circulation sanguine, ce qui est bénéfique pour la santé cardiaque et peut aider à prévenir l'enflure des extrémités.

6. Gestion de la douleur La douleur chronique est un problème courant chez de nombreuses personnes âgées. Le yoga sur chaise offre une méthode non pharmacologique pour gérer la douleur, en particulier dans les maladies chroniques comme les douleurs lombaires.

7. Interactions sociales Participer à des cours de yoga sur chaise peut offrir un sentiment de communauté et réduire le sentiment de solitude, ce qui est vital pour la santé émotionnelle.

Comprendre son corps à 60 ans et plus

À cette étape de la vie, il est important d'écouter son corps et de comprendre ses limites. Voici comment le yoga sur chaise aide à cette compréhension :

1. Conscience du corps Le yoga sur chaise vous encourage à être à l'écoute des signaux de votre corps, favorisant ainsi une compréhension plus profonde de votre état physique et de tous les domaines pouvant nécessiter une attention.

2. Exercice adaptatif Le yoga sur chaise est adaptable à différents niveaux de condition physique et peut être modifié pour répondre aux besoins individuels, ce qui en fait une pratique inclusive pour toutes les personnes âgées.

3. Approche holistique Cette forme de yoga adopte une approche holistique de la santé, abordant non seulement les aspects physiques mais aussi mentaux et émotionnels du bien-être.

En intégrant le yoga sur chaise à leur routine, les seniors peuvent profiter d'une multitude de bienfaits qui contribuent à un mode de vie plus sain et plus actif, tout en acquérant une meilleure compréhension des capacités et des besoins de leur corps à 60 ans et au-delà.

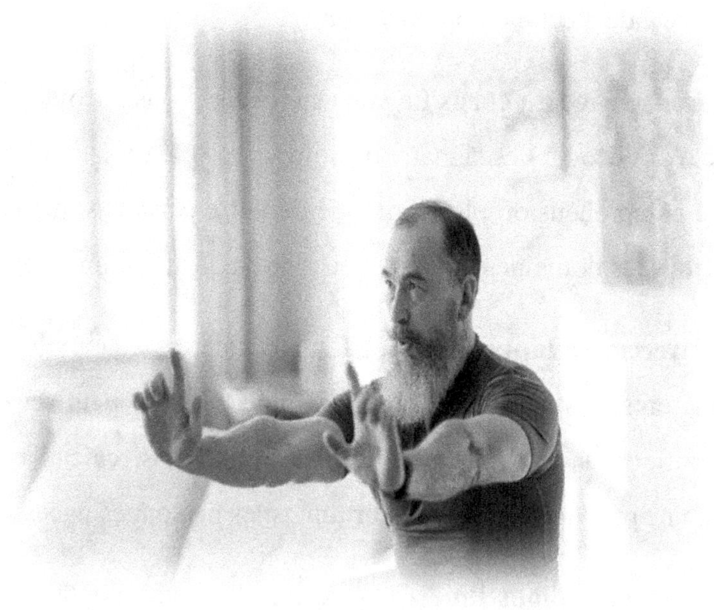

CHAPITRE 1 : DEBUTER AVEC LE YOGA SUR CHAISE

Aménager votre espace pour le yoga sur chaise

Créer un espace dédié au yoga sur chaise est essentiel pour cultiver un environnement serein et sécuritaire propice à la pratique. Voici comment aménager votre espace de yoga idéal :

1. Choisissez un coin tranquille Trouvez un coin tranquille de votre maison où vous pourrez pratiquer sans interruption. Cela peut être une pièce libre, une partie paisible de votre salon ou même un balcon avec vue.

2. Assurez-vous d'un espace suffisant Assurez-vous qu'il y a suffisamment d'espace pour bouger librement vos bras et étendre vos jambes. Un espace libre d'environ 4 mètres carrés devrait suffire.

3. Optez pour un revêtement de sol confortable Alors que le yoga sur chaise se pratique principalement en position assise, avoir un sol confortable est bénéfique pour toutes les poses debout ou lorsque vous devez marcher autour de votre chaise. Une moquette ou un tapis de yoga peut fournir un amorti à vos pieds.

4. Lumière naturelle et air frais Si possible, choisissez un endroit avec beaucoup de lumière naturelle et une bonne ventilation. L'air frais et la lumière du soleil peuvent améliorer votre expérience du yoga, en améliorant votre humeur et votre niveau d'énergie.

5. Personnalisez votre espace Ajoutez des touches personnelles comme des plantes, des citations inspirantes ou des œuvres d'art apaisantes pour rendre l'espace invitant et reflétant votre personnalité.

Équipement essentiel pour le yoga sur chaise

Bien que le yoga sur chaise ne nécessite pas beaucoup d'équipement, avoir les bons articles peut améliorer votre pratique :

1. Une chaise robuste L'équipement le plus important est une chaise robuste sans roulettes. Il doit avoir un dos droit et être confortable pour s'asseoir pendant de longues périodes.

2. Blocs de yoga Les blocs de yoga peuvent être utilisés pour soutenir vos mains dans certaines poses ou pour surélever vos pieds pour un meilleur alignement.

3. Sangle de yoga Une sangle peut vous aider à vous étirer davantage et à maintenir des poses, surtout si votre mobilité ou votre flexibilité est limitée.

4. Vêtements confortables Portez des vêtements qui permettent une gamme complète de mouvements. Les tissus doux et extensibles sont idéaux.

5. Restez hydraté pendant votre pratique avec une bouteille d'eau à portée de main.

6. Accessoires optionnels Pensez à un coussin pour plus de confort d'assise ou à une couverture pour plus de chaleur lors des séquences de relaxation.

Avec un espace bien aménagé et l'équipement essentiel, vous êtes prêt à vous lancer dans votre voyage de yoga sur chaise, favorisant un équilibre harmonieux entre le corps et l'esprit.

Se lancer dans une aventure de yoga sur chaise est une étape passionnante vers une meilleure santé et un meilleur bien-être, en particulier pour les personnes âgées de plus de 60 ans. Cependant, la sécurité doit toujours être la priorité absolue. Voici quelques considérations détaillées avant le yoga pour garantir une pratique sûre :

1. Consultez les prestataires de soins de santé Avant de commencer tout nouveau programme d'exercice, il est important de consulter votre médecin ou votre professionnel de santé, surtout si vous avez des problèmes de santé ou des préoccupations préexistantes.

2. Comprenez votre santé physique actuelle Soyez conscient de l'état actuel de votre corps. Identifiez les zones de douleur, de mobilité limitée ou d'autres problèmes de santé qui pourraient affecter votre pratique du yoga.

3. Commencez lentement Si vous débutez dans le yoga ou l'exercice en général, commencez par les bases. Ne vous précipitez pas dans des poses ou des séquences complexes.

Une progression progressive est essentielle pour éviter les blessures.

4. Utilisez judicieusement les accessoires Les accessoires comme les blocs et les sangles peuvent être incroyablement utiles, mais ils doivent être utilisés correctement. Assurez-vous de comprendre comment utiliser chaque accessoire pour éviter une mauvaise utilisation pouvant entraîner des blessures.

5. Portez des vêtements appropriés Choisissez des vêtements qui permettent de bouger mais qui ne sont pas trop amples. Évitez les vêtements qui pourraient se coincer dans la chaise ou gêner votre capacité à effectuer des poses en toute sécurité.

6. Restez hydraté Buvez de l'eau avant, pendant et après votre pratique pour rester hydraté. La déshydratation peut entraîner des étourdissements et affecter votre équilibre.

7. Écoutez votre corps Faites attention à ce que votre corps vous dit pendant votre pratique. Si quelque chose vous fait mal ou vous semble inconfortable, arrêtez-vous immédiatement et ajustez si nécessaire.

8. Maintenir un espace dégagé Assurez-vous que votre zone de pratique est exempte d'encombrement ou d'obstacles susceptibles de provoquer des trébuchements ou des chutes. Un espace dégagé permet un environnement de pratique plus sûr.

9. Concentrez-vous sur l'alignement Un bon alignement est crucial dans le yoga. Faites attention aux signaux ou aux conseils de votre instructeur sur la façon d'aligner correctement votre corps dans chaque pose.

10. Sachez quand vous reposer N'ayez pas peur de faire des pauses ou de vous reposer en cas de besoin. Le yoga sur chaise ne consiste pas à repousser vos limites ; il s'agit de trouver l'équilibre et l'harmonie selon vos capacités.

En gardant ces considérations de sécurité à l'esprit, les personnes âgées peuvent profiter de tous les bienfaits du yoga sur chaise sans risques inutiles, créant ainsi une pratique durable et agréable qui soutient leur santé et leur bien-être pour les années à venir.

CHAPITRE 2 : RESPIRATION ET MEDITATION

L'art de respirer

Respiration et son rôle dans les méditations guidées pour la relaxation est une pratique profonde qui a été affinée au fil des siècles. À la base, il s'agit d'exploiter la puissance de notre force vitale la plus fondamentale – la respiration – pour provoquer un profond sentiment de calme et de paix intérieure.

Techniques de respiration en méditation Les techniques de respiration, ou « pranayama » comme on les appelle dans la tradition yogique, sont un élément clé des pratiques de méditation. Ils sont conçus pour aligner les aspects physiques et mentaux de notre être. Grâce à une inspiration, une rétention et une expiration contrôlées, on peut réguler le flux d'énergie dans le corps, conduisant à un état d'esprit tranquille.

Méditations respirations guidées Les méditations respirations guidées servent de pont aux débutants comme aux praticiens expérimentés pour entrer dans un état de relaxation profonde. Un guide, souvent au moyen d'enregistrements audio ou de séances en personne, guide le participant à travers une série d'exercices de respiration. Ces exercices sont conçus pour détendre progressivement le corps et apaiser l'esprit, permettant ainsi un voyage vers l'intérieur vers le calme.

Le processus UN Une méditation respiratoire guidée typique peut commencer par trouver une position confortable, assise ou allongée. Le guide vous demandera ensuite de prendre conscience de votre rythme respiratoire naturel, sans le modifier. Cette prise de conscience est le premier pas vers la quiétude intérieure. Au fur et à mesure que la méditation progresse, le guide peut introduire des techniques telles que :

- **Respiration profonde du ventre**: Encourager les respirations profondes et diaphragmatiques pour favoriser la relaxation.

- **Souffle compté**: Compter la durée de chaque inspiration et expiration pour concentrer l'esprit et prolonger la respiration.

- **Visualisation**: Imaginer la respiration comme une vague ou un faisceau de lumière, se déplaçant à travers et nettoyant le corps.

Avantages Les avantages des méditations respiratoires guidées sont multiples. Ils comprennent une réduction du stress et de l'anxiété, une amélioration de la concentration et un sentiment accru de bien-être. Physiologiquement, ces pratiques peuvent abaisser la tension artérielle, améliorer les habitudes de sommeil et améliorer l'efficacité respiratoire globale.

Intégrer dans la vie quotidienne Intégrer l'art de respirer dans la vie quotidienne ne nécessite pas des heures de méditation. Même quelques minutes passées à respirer consciemment peuvent réinitialiser le rythme d'une journée trépidante et apporter une clarté rafraîchissante.

Cultiver la pleine conscience grâce au yoga sur chaise

Une pratique accessible et inclusive qui permet aux individus de tous niveaux de s'engager dans l'ancienne tradition du yoga. Cette forme d'exercice douce est particulièrement adaptée à ceux qui peuvent trouver les poses de yoga traditionnelles difficiles en raison de limitations physiques ou à ceux qui passent beaucoup de temps assis.

L'essence du yoga sur chaise Le yoga sur chaise modifie les poses de yoga traditionnelles afin qu'elles puissent être effectuées en position assise ou en utilisant une chaise comme support. Cette approche rend le yoga plus accessible, notamment aux seniors, aux employés de bureau ou aux personnes handicapées. La pratique se concentre sur la respiration, la pleine conscience et le mouvement pour améliorer la flexibilité, la force et la clarté mentale.

La pleine conscience en mouvement La pleine conscience est au cœur du yoga sur chaise. Il s'agit d'être présent dans l'instant présent et conscient des mouvements et des sensations de votre corps. Au fur et à mesure que vous parcourez les poses, vous êtes encouragé à prêter attention à votre respiration – la force vitale qui vous traverse. Cette respiration consciente aide à vous ancrer dans le présent, favorisant un sentiment de paix et de relaxation.

Une séance typique de yoga sur chaise Une séance de yoga sur chaise peut commencer par des exercices de centrage, au cours desquels vous vous asseyez tranquillement et vous concentrez sur votre respiration, définissant ainsi l'intention de votre pratique. À partir de là, vous pourrez effectuer une série d'étirements et de poses, adaptés au format de la chaise. Ceux-ci pourraient inclure :

- **Pose de montagne assise**: Assis bien droit, reposant vos pieds et tendant vos bras au-dessus de votre tête pour étirer la colonne vertébrale.

- **Chaise Chat-Vache**: Cambrure et arrondir le dos pour augmenter la flexibilité de la colonne vertébrale.

- **Courbure avant assise**: Mener avec la poitrine, se replier vers l'avant pour étirer le dos et les jambes.

- **Chaise Guerrier**: Utiliser la chaise comme support tout en renforçant les jambes et en ouvrant les hanches.

Des avantages au-delà de la flexibilité Les bienfaits du yoga sur chaise s'étendent au-delà de la santé physique. Pratiquer la pleine conscience à travers ces mouvements peut réduire le stress, atténuer l'anxiété et améliorer le bien-être émotionnel global. C'est une forme de méditation en mouvement qui peut conduire à une plus grande clarté mentale et à une connexion plus profonde avec soi-même.

Intégrer le yoga sur chaise dans la vie quotidienne Le yoga sur chaise peut facilement être intégré à la vie quotidienne. Vous pouvez le pratiquer à la maison, au bureau ou même en voyage. Il s'agit d'une forme d'exercice polyvalent qui peut être adaptée à n'importe quel emploi du temps, ce qui en fait un excellent outil de gestion du stress et de soins personnels.

CHAPITRE 3 : ROUTINES D'ECHAUFFEMENT DOUCES

Mouvements du cou et des épaules

Les mouvements du cou et des épaules sont cruciaux pour maintenir la flexibilité, favoriser une bonne posture et soulager les tensions qui s'accumulent souvent dans ces zones en raison du stress ou des périodes d'inactivité prolongées.

Les épaules, étant les articulations les plus mobiles du corps, jouent un rôle central dans divers mouvements des bras.

Exercices pour la mobilité du cou et des épaules

- **Inclinaison du cou**: Incline doucement la tête vers chaque épaule en maintenant quelques secondes de chaque côté pour étirer les muscles opposés du cou.

- **Rouleaux d'épaules**: Faites pivoter vos épaules dans un mouvement circulaire pour soulager les tensions et augmenter la mobilité des articulations des épaules.

- **Rotation du cou**: Tournez la tête d'un côté à l'autre, en visant à aligner votre menton avec chaque épaule pour améliorer la flexibilité du cou.

- **Pression de l'omoplate**: Rapprochez vos omoplates et vers le bas en maintenant la position pour renforcer les muscles entre les omoplates.

Exercices des bras et des poignets

Les exercices des bras et des poignets sont essentiels pour renforcer les muscles qui soutiennent l'articulation du poignet et pour améliorer l'amplitude des mouvements.

Exercices pour la force des bras et des poignets

- **Flexion et extension du poignet**: bras tendu, fléchissez et étendez le poignet pour faire travailler les muscles de l'avant-bras.

- **Boucles de bras**: À l'aide de poids légers, effectuez des flexions des bras pour renforcer les biceps et améliorer la mobilité de l'articulation du coude.

- **Rotations du poignet**: Faites pivoter le poignet dans le sens des aiguilles d'une montre et dans le sens inverse pour améliorer la flexibilité du poignet.

- **Renforcement de la préhension**: Pressez une balle anti-stress ou un objet similaire pour développer la force de préhension et l'endurance des muscles de la main.

L'intégration de ces exercices dans votre routine quotidienne peut entraîner des améliorations significatives de la santé du cou, des épaules, des bras et des poignets, contribuant ainsi au bien-être général et à la mobilité fonctionnelle. N'oubliez jamais d'effectuer ces exercices avec une amplitude de mouvement confortable et de consulter un professionnel de la santé si vous ressentez une douleur ou un inconfort pendant les exercices.

Exercices de renforcement des chevilles et des jambes

Les exercices de renforcement des chevilles et des jambes sont la pierre angulaire de la forme physique, car ils constituent la base de la stabilité, de l'équilibre et de la force globale du bas du corps. Ces exercices sont cruciaux non seulement pour les sportifs mais aussi pour les individus cherchant à améliorer leurs mouvements fonctionnels quotidiens.

Anatomie et importance L'articulation de la cheville est un système complexe qui supporte le poids du corps et permet une large amplitude de mouvement.

De même, les jambes contiennent certains des plus gros muscles du corps, et le renforcement de ces muscles soutient les articulations et facilite l'exécution de mouvements puissants.

Renforcement de la cheville

• **Élévations de talon**: Debout, les pieds écartés à la largeur des épaules, soulevez lentement vos talons du sol, puis abaissez-les. Cet exercice cible les muscles du mollet et améliore la force de flexion plantaire.

• **Alphabet de la cheville**: Asseyez-vous avec les pieds décollés du sol et utilisez votre gros orteil pour « écrire » l'alphabet dans les airs. Ce mouvement engage toute l'amplitude des mouvements de la cheville.

• **Exercices d'équilibre**: Debout sur un pied, essayez de maintenir l'équilibre le plus longtemps possible. Cela renforce non seulement la cheville, mais engage également les muscles du tronc et des jambes.

Renforcement des jambes

• **Squats**: Un exercice fondamental qui cible les quadriceps, les ischio-jambiers et les fessiers. Une bonne forme est essentielle pour prévenir les blessures et maximiser les avantages.

• **Fentes**: Avancez avec une jambe et abaissez vos hanches jusqu'à ce que les deux genoux soient pliés à un angle d'environ 90 degrés. Les fentes sont excellentes pour renforcer la force des jambes et améliorer la flexibilité.

- **Presse à jambes**: À l'aide d'une presse à jambes, poussez avec vos jambes pour déplacer la plateforme lestée. C'est un moyen sûr et efficace d'augmenter la force des jambes sans exercer de pression sur le dos.

Incorporer dans une routine Ces exercices peuvent être intégrés à une routine de remise en forme quotidienne ou hebdomadaire. Pour les débutants, il est important de commencer par des exercices au poids du corps et d'introduire progressivement des poids ou des bandes de résistance à mesure que la force s'améliore. La cohérence est essentielle pour constater des progrès et prévenir les blessures.

Sécurité et progression Échauffez-vous toujours avant de commencer une routine de renforcement pour préparer les muscles et les articulations à l'exercice. Il est également crucial d'écouter votre corps et d'éviter de ressentir de la douleur. À mesure que la force augmente, augmentez l'intensité ou le volume des exercices pour continuer à solliciter les muscles.

CHAPITRE 4 : POSES DE YOGA SUR CHAISE DE BASE

Poses du haut du corps pour la force et la flexibilité

Dans le yoga sur chaise, les poses du haut du corps sont conçues pour améliorer la force et la flexibilité, qui sont essentielles au maintien d'un mode de vie actif et indépendant. Ces poses se concentrent sur les épaules, les bras, la poitrine et le dos, favorisant une amplitude de mouvement et réduisant la raideur qui peut survenir avec l'âge.

Une pose efficace est la Pose **de montagne assise**, qui consiste à s'asseoir droit, les pieds à plat sur le sol, à tendre les bras au-dessus de la tête et à étirer la colonne vertébrale. Cette pose renforce les épaules et améliore la posture. Une autre pose bénéfique est la Étirement **chat-vache assis**, où l'on alterne entre cambrer le dos et ouvrir la poitrine, puis arrondir la colonne vertébrale et rentrer le menton. Ce mouvement augmente la flexibilité de la colonne vertébrale et soulage les tensions dans le dos et le cou.

Poses du bas du corps pour l'équilibre et la stabilité

Pour le bas du corps, le yoga sur chaise intègre des poses qui renforcent l'équilibre et la stabilité, essentiels pour prévenir les chutes. Ces poses ciblent les hanches, les cuisses et les pieds, des zones qui soutiennent notre corps et notre équilibre général.

La Pose de pigeon sur chaise assise est excellente pour ouvrir les hanches et améliorer la flexibilité du bas du corps. Il s'agit de placer une cheville sur le genou opposé et de se pencher doucement vers l'avant pour étirer la hanche de la jambe levée. Pour plus de stabilité, l'extension **de jambe assise** peut être pratiquée en étendant une jambe à la fois, en la tenant en l'air et en engageant les muscles de la cuisse. Cette pose renforce non seulement la force des jambes, mais améliore également la concentration.

En pratiquant régulièrement ces poses du haut et du bas du corps, les personnes âgées peuvent bénéficier d'une force musculaire accrue, d'une plus grande amplitude de mouvement et d'un meilleur équilibre, contribuant ainsi à une meilleure qualité de vie et une plus grande indépendance.

Séquences du corps entier pour la coordination

Dans le yoga sur chaise, les séquences du corps entier font partie intégrante de l'amélioration de la coordination, c'est-à-dire du fonctionnement harmonieux des parties du corps lors de l'exécution d'activités. Ces séquences sont particulièrement bénéfiques pour les personnes âgées, car elles aident à maintenir la mobilité, l'équilibre et la capacité d'effectuer facilement les tâches quotidiennes.

Salutation au soleil assis est une séquence fondamentale du yoga sur chaise qui implique une série de mouvements synchronisés avec la respiration. Cela commence par une pose de montagne assise, passe à une flexion vers l'avant et comprend une légère flexion arrière, favorisant la flexibilité de toute la colonne vertébrale et engageant les muscles centraux. Cette séquence est excellente pour réchauffer le corps et coordonner les mouvements avec la respiration, essentielle à la santé cognitive.

Une autre séquence marquante est l'afflux **de guerriers assis**. Cela commence par une pose de guerrier, étendant une jambe sur le côté et levant les bras, puis passe à un étirement latéral et enfin à une torsion. Ce flux engage plusieurs groupes musculaires, améliore la conscience spatiale et améliore la capacité à effectuer des mouvements complexes.

Danse Yoga sur chaise est une manière joyeuse et dynamique d'intégrer la coordination. Il s'agit de mouvements chorégraphiés sur musique, qui peuvent aller de simples gestes de la main à des séquences plus élaborées impliquant le haut et le bas du corps. Cette forme de pratique améliore non seulement la coordination, mais élève également l'esprit et permet un entraînement cardiovasculaire.

La Série **d'équilibre assis** est une séquence qui remet en question la stabilité. Cela comprend des poses telles que lever un pied du sol tout en étendant le bras opposé, maintenir la position, puis changer de côté. Cette série teste la capacité du corps à maintenir l'équilibre pendant que différentes parties sont en mouvement, ce qui est crucial pour la prévention des chutes.

Les transitions conscientes entre les poses sont tout aussi importantes que les poses elles-mêmes. Passer lentement et intentionnellement d'une pose à une autre entraîne le cerveau et le corps à travailler ensemble, améliorant ainsi la coordination neuromusculaire.

L'incorporation d'accessoires comme des ballons ou des bandes peut ajouter une couche de défi supplémentaire à ces séquences. Par exemple, presser un ballon entre les mains tout en effectuant des levées de bras, ou utiliser une bande de résistance pour lever les jambes, peut augmenter l'engagement musculaire et la coordination.

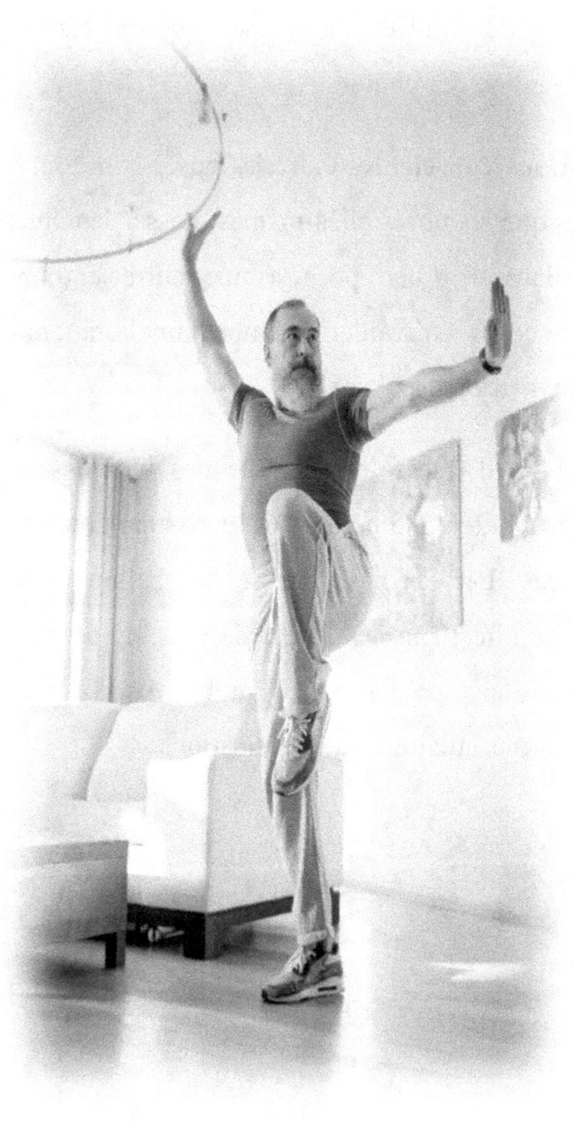

CHAPITRE 5 : PRATIQUES THERAPEUTIQUES DU YOGA SUR CHAISE

Yoga pour la santé des articulations

La santé des articulations est une préoccupation importante pour beaucoup, surtout à mesure qu'ils vieillissent. Le yoga, avec ses mouvements doux et l'accent mis sur l'alignement et la respiration, offre un moyen de maintenir et même d'améliorer la santé des articulations. Voici une exploration détaillée des bienfaits du yoga sur les articulations et peut être intégré à une routine quotidienne pour une santé optimale.

Comprendre la santé des articulations

Les articulations sont les points de rencontre de deux os, permettant le mouvement et la flexibilité. Au fil du temps, l'usure peut entraîner des douleurs articulaires et des affections comme l'arthrite. Le maintien de la santé des articulations est crucial pour la mobilité et la qualité de vie.

Le rôle du yoga dans la santé des articulations

La nature à faible impact du yoga en fait une pratique idéale pour protéger et nourrir les articulations. Cela aide de plusieurs manières :

1. Améliorer la circulation Les poses de yoga augmentent le flux sanguin vers les articulations, ce qui peut réduire l'inflammation et favoriser la guérison. Une circulation améliorée signifie également que davantage de nutriments atteignent les articulations, contribuant ainsi à leur entretien et à leur réparation.

2. Renforcer la force Des muscles forts soutiennent les articulations, les soulageant et réduisant la douleur. Les poses de yoga renforcent les muscles autour des articulations, offrant un meilleur soutien et un meilleur alignement.

3. Flexibilité croissante Le yoga étire et allonge doucement les muscles, ce qui peut aider à augmenter l'amplitude des mouvements des articulations. Cette flexibilité peut prévenir les raideurs et faciliter les activités quotidiennes.

4. Promouvoir la production de liquide synovial Le mouvement est essentiel à la santé des articulations car il stimule la production de liquide synovial, qui lubrifie les articulations. Le yoga encourage des mouvements doux et constants, bénéfiques pour la lubrification des articulations.

5. Réduire le stress Le stress peut exacerber les douleurs articulaires. Les aspects méditatifs du yoga aident à gérer le stress et à réduire la réponse du corps au stress, ce qui peut soulager la douleur et l'inconfort des articulations.

Intégrer le yoga à votre routine

Pour bénéficier des bienfaits du yoga sur la santé des articulations, considérez les éléments suivants :

1. Commencez par des poses douces Commencez par des poses douces qui font bouger les articulations dans leur amplitude de mouvement naturelle. Des poses comme des cercles de poignets, des rouleaux de chevilles et des haussements d'épaules sont un bon début.

2. Progressez lentement À mesure que votre force et votre flexibilité augmentent, introduisez progressivement des poses plus difficiles. Déplacez-vous toujours dans une plage confortable et évitez de trop vous étendre.

3. Accessoires comme les blocs et les sangles peuvent aider à modifier les poses pour s'adapter à une mobilité articulaire limitée et assurer un bon alignement.

4. Entraînez-vous régulièrement La cohérence est la clé. Même une courte pratique quotidienne peut entraîner des améliorations de la santé des articulations au fil du temps.

5. Écoutez votre corps Faites attention à la sensation de vos articulations pendant et après l'entraînement. Si une pose provoque de la douleur, arrêtez-vous et consultez un professeur de yoga ou un professionnel de la santé.

En intégrant le yoga dans votre vie, vous pouvez soutenir la santé de vos articulations, réduire la douleur et améliorer votre bien-être général. N'oubliez pas que le yoga ne concerne pas seulement les poses physiques ; il s'agit d'une approche holistique qui comprend le travail sur la respiration, la méditation et la pleine conscience, qui contribuent tous à des articulations saines et à une vie saine.

Gérer l'arthrite avec le yoga sur chaise

L'arthrite est une maladie courante qui touche des millions de personnes, en particulier les personnes âgées, entraînant des douleurs et des raideurs articulaires. Le yoga sur chaise apparaît comme une lueur d'espoir, offrant une voie pour gérer et soulager l'inconfort associé à l'arthrite. Cette forme douce de yoga adapte les poses traditionnelles sur chaise, la rendant accessible et sûre pour les personnes à mobilité réduite.

Comprendre l'arthrite et ses défis

L'arthrite englobe une gamme de troubles articulaires caractérisés par une inflammation, des douleurs et une mobilité réduite. Les formes les plus répandues chez les seniors sont l'arthrose, résultant de l'usure, et la polyarthrite rhumatoïde, une maladie auto-immune. Ces conditions peuvent rendre les activités quotidiennes difficiles et diminuer la qualité de vie.

Le pouvoir de guérison du yoga sur chaise

Le yoga sur chaise se démarque comme un outil de gestion efficace de l'arthrite pour plusieurs raisons :

1. Le yoga sur chaise est conçu pour être pratiqué en position assise, ce qui le rend idéal pour les personnes à mobilité réduite. Il permet aux individus d'effectuer des poses de yoga sans la contrainte des exercices debout ou au sol.

2. Soulagement de la douleur La pratique régulière du yoga sur chaise peut entraîner une réduction significative des douleurs articulaires. Les mouvements doux d'étirement et de renforcement aident à soulager les tensions et à augmenter la circulation vers les articulations.

3. Flexibilité améliorée La raideur des articulations est une caractéristique de l'arthrite. Le yoga sur chaise aide à améliorer la flexibilité, rendant les mouvements quotidiens plus fluides et moins douloureux.

4. Force accrue Développer la force musculaire est crucial pour le soutien des articulations. Les poses de yoga sur chaise ciblent les groupes musculaires clés, fournissant la force nécessaire pour protéger et stabiliser les articulations.

5. Amélioration de la santé des articulations Grâce à des mouvements conscients, le yoga sur chaise favorise la production de liquide synovial, qui lubrifie les articulations et facilite les mouvements.

6. Réduction du stress L'aspect méditatif du yoga sur chaise aide à gérer le stress, qui est souvent lié à une perception accrue de la douleur chez les personnes souffrant d'arthrite.

Intégrer le yoga sur chaise dans la gestion de l'arthrite

Pour exploiter les bienfaits du yoga sur chaise contre l'arthrite, tenez compte des directives suivantes :

1. Commencez par des conseils professionnels Recherchez les instructions d'un professeur de yoga qualifié qui pourra adapter la pratique à vos besoins et limites spécifiques.

2. Pratiquez-vous de manière cohérente La cohérence est la clé. Une pratique régulière, même brève, peut accroître les bénéfices au fil du temps.

3. Concentrez-vous sur le confort personnel utilisez des accessoires comme des coussins pour vous soutenir et modifiez les poses si nécessaire pour assurer le confort et éviter les tensions.

4. Écoutez votre corps, respectez les signaux de votre corps. Si un mouvement provoque de la douleur, ajustez votre approche ou consultez votre instructeur.

5. Combiner avec d'autres traitements Le yoga sur chaise est plus efficace lorsqu'il est associé à d'autres stratégies de gestion de l'arthrite, telles que les médicaments, la physiothérapie et une alimentation saine.

En intégrant le yoga sur chaise à leur mode de vie, les personnes souffrant d'arthrite peuvent non seulement gérer leurs symptômes, mais également retrouver un sentiment d'autonomie et de bien-être. Cette approche holistique aborde à la fois les défis physiques et émotionnels liés à l'arthrite, ouvrant la voie à une vie plus active et épanouissante.

Yoga sur chaise pour un meilleur sommeil

Le sommeil est un élément essentiel de la santé globale, en particulier pour les personnes âgées qui souffrent souvent de troubles du sommeil. Le yoga sur chaise offre un moyen doux et efficace d'améliorer la qualité du sommeil. Grâce à des mouvements conscients et à des exercices de respiration, le yoga sur chaise peut calmer l'esprit et préparer le corps à un sommeil réparateur. Voici un aperçu approfondi de la façon dont le yoga sur chaise peut être utilisé pour favoriser un meilleur sommeil.

Comprendre les problèmes de sommeil chez les personnes âgées

À mesure que nous vieillissons, les changements dans les habitudes de sommeil sont courants. Les personnes âgées peuvent avoir des difficultés à s'endormir, à rester endormies ou à parvenir à un sommeil profond. Les facteurs contribuant à ces défis comprennent les problèmes de santé, les effets secondaires des médicaments et les changements dans les rythmes circadiens.

Le rôle du yoga sur chaise dans la promotion d'un meilleur sommeil

Le yoga sur chaise aborde plusieurs facteurs qui peuvent améliorer la qualité du sommeil :

1. Relaxation du système nerveux Le yoga sur chaise comprend des poses et des techniques de respiration qui activent le système nerveux parasympathique, responsable de l'état de « repos et digestion ». Cet abandon de la réponse « combat ou fuite » encourage la relaxation et est propice au sommeil.

2. Réduction de l'inconfort physique De nombreuses personnes âgées ressentent un inconfort physique qui peut nuire au sommeil. Le yoga sur chaise étire et renforce le corps, réduisant ainsi les courbatures et les douleurs qui pourraient empêcher une bonne nuit de sommeil.

3. Soulagement du stress et de l'anxiété Le stress et l'anxiété peuvent avoir un impact significatif sur le sommeil. Les aspects méditatifs du yoga sur chaise aident à soulager les tensions mentales, favorisant ainsi un état d'esprit paisible.

4. Circulation améliorée Les mouvements doux du yoga sur chaise améliorent la circulation sanguine, ce qui peut aider à réguler la température corporelle, un facteur clé pour s'endormir.

5. Fonction digestive améliorée: Les problèmes digestifs peuvent perturber le sommeil. Les torsions et les courbures du yoga sur chaise peuvent faciliter la digestion, réduisant ainsi l'inconfort au moment du coucher.

Incorporer le yoga sur chaise dans les routines du soir

Pour utiliser le yoga sur chaise comme outil pour un meilleur sommeil, envisagez les pratiques suivantes :

1. Étirements doux Effectuez une série d'étirements doux pour relâcher les tensions musculaires. Concentrez-vous sur le cou, les épaules et le dos, où le stress s'accumule généralement.

2. Respiration consciente Pratiquez une respiration diaphragmatique profonde pour calmer l'esprit. Des techniques comme la respiration 4-7-8 peuvent être particulièrement efficaces.

3. Virages vers l'avant Les flexions assises vers l'avant peuvent avoir un effet calmant sur le cerveau, facilitant ainsi la transition vers le sommeil.

4. Détente guidée Terminez votre séance de yoga sur chaise par une relaxation guidée ou une méditation par balayage corporel pour apaiser le système nerveux.

5. Cohérence : faire le yoga sur chaise fait partie de votre routine nocturne. La cohérence renforce le cycle veille-sommeil naturel du corps.

En intégrant le yoga sur chaise à leur routine du soir, les personnes âgées peuvent surmonter les obstacles courants à un sommeil réparateur. Cette pratique prépare non seulement le corps au sommeil, mais cultive également un état d'esprit favorable au repos, conduisant à une meilleure qualité du sommeil et, par conséquent, à une meilleure santé et vitalité globale.

CHAPITRE 6 : TECHNIQUES AVANCEES DE YOGA SUR CHAISE

Relaxation musculaire progressive : une voie vers la sérénité et le bien-être

La relaxation musculaire progressive (PMR) est une technique de relaxation profonde qui a été utilisée efficacement pour soulager le stress et l'anxiété, améliorer la qualité du sommeil et soulager la douleur chronique. Cela implique la tension et la relaxation séquentielles des groupes musculaires dans tout le corps, augmentant la conscience des sensations physiques et favorisant un état de relaxation profonde.

La science derrière la PMR

La technique a été développée par le Dr Edmund Jacobson au début du 20e siècle. Jacobson a découvert que la tension musculaire accompagnait l'anxiété et que l'on pouvait réduire l'anxiété en apprenant à relâcher la tension musculaire. La PMR repose sur le principe selon lequel le corps réagit aux pensées et aux situations anxiogènes par des tensions musculaires, qui peuvent être neutralisées par la relaxation.

Avantages du PMR

La PMR offre de nombreux avantages, en particulier pour les seniors qui peuvent être confrontés au stress physique et émotionnel du vieillissement :

- **Réduit le stress et l'anxiété**: En tendant et en relaxant alternativement les muscles, la PMR aide à briser le cycle du stress et de l'anxiété chronique.

- **Soulage l'insomnie**: La relaxation obtenue grâce à la PMR peut entraîner une amélioration des habitudes de sommeil et est souvent recommandée aux personnes souffrant d'insomnie.

- **Soulage la douleur**: La PMR peut aider à gérer la douleur chronique en réduisant la tension musculaire qui exacerbe souvent la douleur.

- **Améliore la concentration**: La nature ciblée de la pratique peut améliorer la clarté mentale et la concentration.

- **Abaisse la tension artérielle**: La réponse de relaxation provoquée par la PMR peut contribuer à abaisser la tension artérielle et à améliorer la santé cardiaque.

Pratiquant PMR

Pour pratiquer la PMR, trouvez un endroit calme et confortable pour vous asseoir ou vous allonger. Vous pouvez commencer par les pieds et remonter jusqu'à la tête ou vice versa. Voici un guide étape par étape :

1. **Concentrez-vous sur un groupe musculaire**: Commencez par vos pieds. Inspirez et serrez les muscles aussi fort que possible pendant environ 5 secondes.

2. **Détendez-vous et expirez**: Expirez et relâchez soudainement toute tension dans ce groupe musculaire. Remarquez la sensation de détente.

3. **Passer au groupe musculaire suivant**: Passez au bas de vos jambes. Contractez les muscles en inspiring, détendez-les en expirant.

4. **Continuez la séquence**: Travaillez sur chaque groupe musculaire, y compris le ventre, la poitrine, les mains, les bras, les épaules, le cou et le visage.

5. **Complet avec relaxation complète du corps**: Après le visage, prenez quelques instants pour respirer profondément et détendre l'ensemble de votre corps.

Conseils pour une PMR efficace

- **Cohérence**: Pratiquez la PMR quotidiennement pour obtenir les meilleurs résultats.

- **pleine conscience**: Restez mentalement présent et concentrez-vous sur les sensations de tension et de relaxation.

- **Confort**: Assurez-vous d'être dans une position et un environnement confortables.

- **Patience**: Accordez-vous le temps de maîtriser la technique. Les bénéfices augmentent avec la pratique.

Intégrer la PMR à votre routine quotidienne peut être une expérience transformatrice, conduisant à de profonds niveaux de relaxation physique et mentale. Il s'agit d'un outil simple mais puissant qui peut améliorer votre bien-être général et votre qualité de vie.

Équilibrer les poses pour la confiance

Dans le domaine du yoga, les poses d'équilibre ne sont pas de simples exercices physiques ; ils sont une métaphore de l'équilibre de la vie. Ils nous apprennent à trouver la stabilité au milieu des fluctuations, à rester calmes sous la pression et à rester debout avec confiance. Pour les personnes âgées, en particulier, la maîtrise de ces poses peut conduire à un sentiment accru d'autonomisation et de confiance en soi.

L'essence des poses d'équilibrage

Les poses d'équilibre du yoga nécessitent de la concentration, de la coordination et de la force physique, qui peuvent toutes diminuer avec l'âge. Cependant, avec une pratique régulière, ces compétences peuvent être perfectionnées. L'acte d'équilibre nous oblige à être pleinement présent, alignant le corps et l'esprit. Cet alignement est la pierre angulaire de la confiance – un état harmonieux dans lequel le corps est stable, l'esprit clair et l'esprit intrépide.

Avantages des poses d'équilibrage

- **Mise au point améliorée**: L'équilibre nécessite toute l'attention, améliorant ainsi la concentration et la clarté mentale.

- **Force accrue**: Ces poses engagent plusieurs groupes musculaires, développant la force et l'endurance.

- **Coordination améliorée**: Une pratique régulière améliore la coordination neuromusculaire, cruciale pour prévenir les chutes.

- **Confiance renforcée**: La réussite du maintien d'une pose peut fournir un regain de confiance significatif.

- **Soulagement du stress**: L'aspect méditatif de l'équilibre peut aider à soulager le stress et l'anxiété.

Poses d'équilibrage clés pour les personnes âgées

- **Pose de l'arbre de chaise**: Une version assise de la pose classique de l'arbre, où un pied repose sur le mollet opposé, les mains en position de prière.

- **Pose de l'aigle assis**: Croisez une cuisse sur l'autre et enroulez le pied derrière le mollet, si possible. Croisez les bras au niveau des coudes et des poignets.

- **Chaise Guerrier III**: Pen chez-vous en avant, bras tendus, en soulevant une jambe vers l'arrière, en gardant la colonne vertébrale et la jambe levée en ligne droite.

Incorporer des poses d'équilibrage dans la vie quotidienne

Pour profiter des avantages des poses d'équilibre, tenez compte des conseils suivants :

- **Commencez par l'assistance**: utilisez une chaise ou un mur comme support pendant que vous développez votre équilibre et votre confiance.

- **Pratiquez régulièrement**: La cohérence est la clé. Même quelques minutes par jour peuvent permettre de progresser.

- **Concentrez-vous sur la respiration**: Respirez profondément et régulièrement pour maintenir votre concentration et votre stabilité.

- **Visualisez le succès**: Imaginez-vous effectuer la pose avec facilité, ce qui peut vous aider dans la pratique réelle.

- **Célébrez le progrès**: Reconnaissez chaque amélioration, aussi minime soit-elle, pour renforcer la confiance.

Intégrer des accessoires pour une pratique améliorée du yoga sur chaise

Dans la pratique du yoga sur chaise, les accessoires ne sont pas de simples accessoires ; ce sont des outils puissants qui peuvent approfondir l'expérience, offrir un soutien et ajouter de la variété à la routine. L'intégration d'accessoires dans la pratique du yoga sur chaise peut améliorer les bénéfices pour les praticiens, en particulier les seniors, en rendant les poses plus accessibles et plus efficaces.

Comprendre le rôle des accessoires dans le yoga sur chaise

Les accessoires peuvent transformer une pratique du yoga en :

- **Faciliter l'alignement**: Ils aident à maintenir une posture et un alignement appropriés, ce qui est crucial pour prévenir les blessures et tirer le meilleur parti de chaque pose.

- **Accroître l'accessibilité**: Les accessoires rendent les poses de yoga réalisables pour les personnes à mobilité ou flexibilité limitées, permettant à chacun de participer.

- **Ajout de la prise en charge**: Ils apportent stabilité et soutien, permettant aux praticiens de tenir les poses plus longtemps et avec un plus grand confort.

- **Améliorer l'étirement**: Les accessoires peuvent étendre la portée, approfondir les étirements et aider à relâcher les tensions dans les zones restreintes.

Types d'accessoires et leurs utilisations

- **Blocs de yoga**: Ceux-ci peuvent être placés sous les mains, les pieds ou les fesses pour rapprocher le sol, soutenir le dos ou stabiliser le corps lors des poses.

- **Les bretelles**: Une sangle peut aider à étendre la portée des bras, ce qui facilite la saisie des pieds ou des jambes par étirements sans forcer.

- **Traversins**: Ceux-ci offrent un amorti et un soutien pour le dos, les hanches et les jambes, ce qui est particulièrement bénéfique dans les pauses réparatrices.

- **Couvertures**: Les couvertures pliées offrent un rembourrage pour les zones sensibles comme les genoux ou les hanches et peuvent être utilisées pour surélever le siège pour une meilleure posture.

- **Chaises**: La chaise elle-même est un accessoire, offrant une base stable pour les poses assises et debout et soutenant l'équilibre.

Incorporer les accessoires dans la pratique

Pour intégrer efficacement les accessoires dans la pratique du yoga sur chaise, tenez compte des directives suivantes :

- **Personnaliser Utiliser**: Les accessoires doivent être choisis et ajustés en fonction des besoins individuels et du niveau de confort.

- **Expérience**: Essayez différentes configurations pour trouver celle qui convient le mieux à chaque pose et à votre corps.

- **Rester concentré**: Bien que les accessoires soient utiles, ils ne doivent pas détourner l'attention des aspects conscients et méditatifs de la pratique.

- **Rechercher des conseils**: Si vous débutez dans l'utilisation d'accessoires, demandez conseil à un instructeur compétent pour garantir une utilisation correcte.

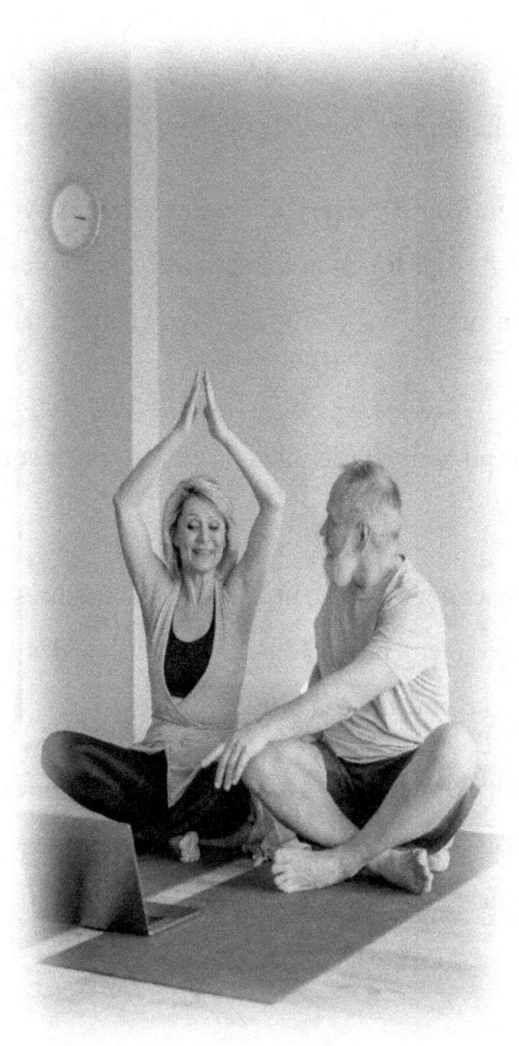

CHAPITRE 7 : ADOPTER UN STYLE DE VIE YOGA

Nutrition et hydratation pour les yogis

La nutrition et l'hydratation jouent un rôle central dans la pratique du yoga, en particulier pour ceux qui souhaitent intégrer le yoga dans leur vie quotidienne. Pour les yogis, la nourriture et les boissons qu'ils consomment ne sont pas simplement un moyen de subsistance mais un carburant qui améliore leurs capacités physiques et leur bien-être spirituel.

1. Manger en pleine conscience pour les yogis Les yogis bénéficient d'une alimentation équilibrée, naturelle et en harmonie avec leur pratique du yoga. Une approche consciente de l'alimentation consiste à choisir des aliments nourrissants et fournissant de l'énergie sans surcharger le système digestif. Les grains entiers, les fruits et légumes frais, les protéines maigres et les graisses saines sont des éléments de base du régime alimentaire d'un yogi. Ces aliments sont riches en nutriments essentiels qui répondent aux besoins du corps pendant la pratique du yoga et contribuent au maintien d'une santé globale.

2. L'hydratation et son importance L'hydratation est tout aussi importante, car l'eau est essentielle à toutes les fonctions corporelles. Il aide à réguler la température corporelle, maintient les articulations lubrifiées et aide à éliminer les toxines. Les yogis doivent s'assurer d'être bien hydratés avant et après leur pratique, même s'il est conseillé d'éviter de boire de grandes quantités d'eau pendant les séances de yoga pour éviter tout inconfort.

3. Principes ayurvédiques en nutrition De nombreux yogis se tournent également vers l'Ayurveda, un ancien système de médecine, pour guider leurs choix alimentaires. L'Ayurveda met l'accent sur l'importance de manger selon son osha, ou type constitutionnel, et la saison en cours, favorisant l'équilibre et l'harmonie au sein du corps.

L'importance de la communauté

La communauté occupe une place particulière au cœur de la pratique du yoga. Le yoga n'est pas seulement une série de postures ; c'est un mode de vie qui se nourrit d'expériences partagées et de croissance collective.

1. Soutien et motivation Faire partie d'une communauté de yoga offre un système de soutien qui motive les pratiquants à rester engagés dans leur pratique. Il offre un espace où les individus peuvent partager leurs défis et leurs triomphes, recevoir des encouragements et trouver l'inspiration.

2. Énergie collective Une énergie unique naît lorsque les gens pratiquent ensemble, créant un sentiment d'unité et d'objectif commun. Cette énergie collective peut améliorer la pratique individuelle, la rendant plus profonde et plus enrichissante.

3. Apprentissage et partage Une communauté est une riche source de connaissances et d'expériences. Les débutants peuvent apprendre auprès de praticiens chevronnés et chacun peut partager différentes perspectives sur la philosophie et le style de vie du yoga.

4. Bien-être social Les humains sont des êtres sociaux et le sentiment d'appartenance qui découle de l'appartenance à une communauté contribue de manière significative au bien-être émotionnel et mental.

En conclusion, la nutrition et l'hydratation sont les fondements physiques qui soutiennent la pratique d'un yogi, tandis que la communauté apporte le soutien émotionnel et spirituel qui l'enrichit. Ensemble, ils créent une approche holistique du yoga qui nourrit le corps, l'esprit et l'esprit.

Poursuivre votre parcours de yoga au-delà de 60 ans

Se lancer dans un voyage de yoga au-delà de 60 ans ne consiste pas seulement à maintenir sa flexibilité physique ; il s'agit de nourrir un esprit de croissance et d'adopter la sagesse qui accompagne l'expérience de la vie. Le yoga, à la base, est une pratique de découverte de soi et de soins personnels, et il offre une multitude de bienfaits qui peuvent être particulièrement significatifs à l'approche de l'âge d'or.

La pratique du yoga tout au long de la vie

Le yoga est unique en ce sens qu'il s'agit d'une pratique qui dure toute la vie. Il s'adapte à l'évolution de votre corps et à vos besoins, offrant des moyens doux de maintenir votre mobilité et votre force. En vieillissant, le yoga peut passer d'un défi physique à une pratique plus méditative et réparatrice, axée sur le travail respiratoire, la pleine conscience et les mouvements doux.

1. Adaptabilité du yoga L'un des plus beaux aspects du yoga est sa capacité d'adaptation. Il existe des styles et des poses adaptés à chaque âge et à chaque étape de la vie. Pour les plus de 60 ans, le yoga sur chaise, le yoga aquatique et le yoga réparateur sont d'excellents choix qui offrent les avantages de la pratique tout en s'adaptant à toutes les limitations.

2. Le rôle de la méditation et du pranayama La méditation et le pranayama (contrôle de la respiration) deviennent de plus en plus importants à mesure que l'on vieillit. Ces pratiques aident à gérer le stress, à améliorer la clarté mentale et à favoriser un sentiment de paix intérieure. Ils peuvent également favoriser de meilleures habitudes de sommeil et améliorer le bien-être général.

3. Yoga pour une santé holistique Le yoga n'est pas seulement une forme d'exercice ; c'est une pratique holistique qui englobe la santé physique, mentale et spirituelle. Il encourage un mode de vie équilibré qui comprend une bonne nutrition, un repos adéquat et des interactions sociales.

4. Communauté et connexion Poursuivre son parcours de yoga au-delà de 60 ans, c'est aussi faire partie d'une communauté. Les cours de yoga peuvent établir des liens sociaux, réduire le sentiment d'isolement et offrir le soutien de personnes partageant les mêmes idées.

5. Adopter les enseignements philosophiques Les enseignements philosophiques du yoga offrent un aperçu profond de la nature de l'existence, du vieillissement et du cycle de la vie. Ces enseignements peuvent vous apporter du réconfort, des conseils et un sens plus profond du but à atteindre tout au long de vos dernières années.

6. L'importance de la cohérence La cohérence est essentielle pour maintenir les bienfaits du yoga. Même une courte pratique quotidienne peut avoir un impact significatif sur votre qualité de vie. Il s'agit de faire du yoga une partie non négociable de votre routine quotidienne.

7. Fixer de nouveaux objectifs Fixer de nouveaux objectifs pour votre pratique peut la garder fraîche et engageante. Qu'il s'agisse de maîtriser une nouvelle pose, d'approfondir votre pratique de méditation ou simplement de maintenir votre mobilité, les objectifs vous donnent un objectif à atteindre.

Poursuivre votre parcours de yoga au-delà de 60 ans est un engagement à vivre votre vie. C'est une reconnaissance du fait que la croissance et l'apprentissage ne cessent jamais. À chaque pose, à chaque respiration, vous ne faites que bouger votre corps ; vous enrichissez votre âme. Le yoga offre un chemin pour vieillir avec grâce, avec vitalité, joie et un cœur ouvert. C'est un voyage qui reflète la beauté de la vie, avec tous ses rebondissements, ses étendues et son calme. Alors, déroulez votre tapis, respirez profondément et abordez le voyage qui vous attend avec confiance et avec le sourire. Le yoga n'est pas seulement destiné au corps ; c'est pour l'esprit, et c'est à vous de le pratiquer toute votre vie.

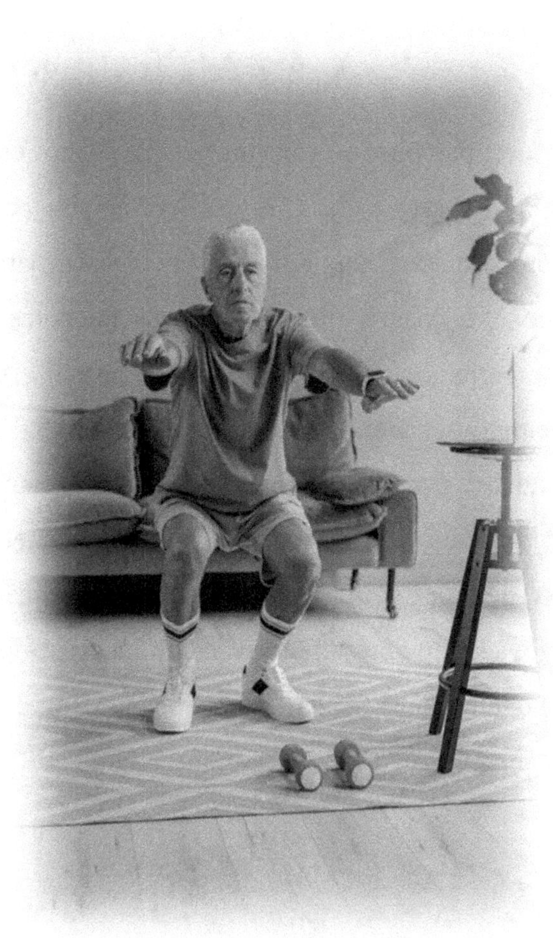

CONCLUSION

Alors que nous terminons notre voyage à travers les pages de « Yoga sur chaise pour les seniors de plus de 60 ans », j'espère que vous ressentirez un sentiment d'accomplissement et de renouveau. Ensemble, nous avons exploré le monde doux mais puissant du yoga sur chaise, découvrant comment il peut améliorer la flexibilité, la force et la paix intérieure. Nous avons appris que l'âge n'est pas un obstacle mais un témoignage de la vie que nous avons vécue et de la sagesse que nous avons acquise.

À travers chaque chapitre, nous avons adopté le pouvoir transformateur du mouvement et de la respiration conscients, révélant ainsi les secrets d'une vie plus dynamique et plus épanouissante. Nous avons vu comment le yoga sur chaise peut être un phare de lumière, nous guidant vers une meilleure santé et une connexion plus profonde avec nous-mêmes.

N'oubliez pas que votre pratique du yoga est un voyage personnel, unique pour vous. C'est une toile sur laquelle vous peignez votre propre expérience, trait par trait, à chaque pose et à chaque respiration. Il n'y a pas de destination finale dans le yoga, seulement le chemin d'une croissance continue et de la découverte de soi.

Alors que vous continuez à intégrer le yoga sur chaise à votre routine quotidienne, faites-en une source de joie et de sérénité. Que ce soit le moment de déshonneur votre corps, célébrez vos capacités et chérissez les moments calmes de réflexion. À chaque séance, vous ne vous contentez pas de soigner votre santé physique ; vous nourrissez votre âme avec la richesse de la vie.

Je tiens à vous remercier sincèrement, lecteur, d'avoir entrepris ce voyage avec moi. Votre dévouement à l'exploration du yoga sur chaise et votre engagement à prendre soin de vous sont une source d'inspiration. Si ce livre a touché votre vie, vous a apporté du réconfort ou vous a inspiré à adopter votre pratique du yoga avec enthousiasme, je vous serais profondément reconnaissant si vous pouviez partager votre expérience avec d'autres.

Une évaluation 5 étoiles serait non seulement un soutien considérable, mais aussi un moyen d'encourager d'autres personnes âgées à faire le premier pas vers leur propre voyage dans le yoga sur chaise. Vos commentaires sont inestimables et vos paroles pourraient ouvrir la voie à quelqu'un d'autre à la recherche d'un chemin vers le bien-être.

Merci de m'avoir permis de faire partie de votre aventure de yoga. Puissiez-vous continuer à trouver l'équilibre, la force et tranquillité sur et hors du tapis. Namasté.

Si vous avez apprécié « Yoga sur chaise pour les seniors de plus de 60 ans » et que vous l'avez trouvé bénéfique, pensez à laisser un avis 5 étoiles. Votre soutien compte pour beaucoup pour des auteurs comme moi, et vos commentaires positifs pourraient aider d'autres à découvrir les joies et les bienfaits du yoga sur chaise. Merci pour votre gentillesse et hauteur pratiquant!